OPÉRATION CÉSARIENNE.

ÉLYTROTOMIE

ou

SECTION DU VAGIN,

PRÉCÉDÉE, OU NON, DE LA LIGATURE,

ou de la

COMPRESSION DE L'ARTÈRE ILIAQUE INTERNE ;

PAR L. A. BAUDELOCQUE,

Auteur de la Céphalotripsie et de la Compression de l'aorte abdominale,
couronnées par l'Académie des sciences.

PARIS,

CHEZ L'AUTEUR, RUE MÉNARS, 2.

1844

ÉLYTROTOMIE,

ou

SECTION DU VAGIN.

PARIS. IMPRIMERIE DE BÉTHUNE ET PLON.

OPÉRATION CÉSARIENNE.

ÉLYTROTOMIE

OU

SECTION DU VAGIN,

PRÉCÉDÉE, OU NON, DE LA LIGATURE,

OU DE LA

COMPRESSION DE L'ARTÈRE ILIAQUE INTERNE ;

PAR L. A. BAUDELOCQUE,

Auteur de la CÉPHALOTRIPSIE et de la COMPRESSION DE L'AORTE ABDOMINALE,
couronnées par l'Académie des sciences.

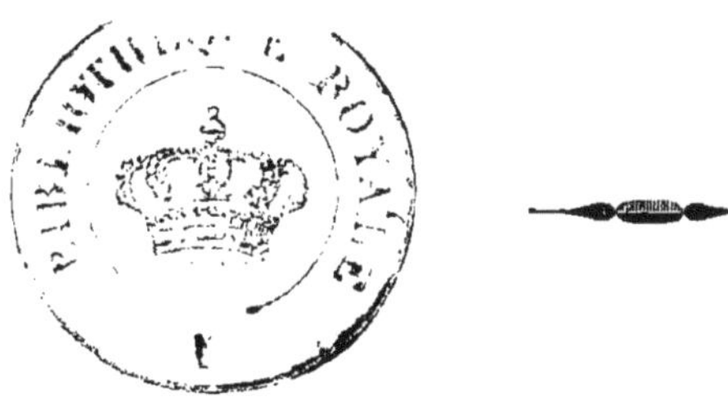

PARIS,

CHEZ L'AUTEUR, RUE MÉNARS, 2.

—

1844

Je remercie tous ceux de mes confrères, et toutes celles des sages-femmes qui, depuis vingt ans, m'ont appelé à terminer des accouchements *compliqués d'accidents*, ou *rendus impossibles par la mauvaise conformation du bassin*, je ne puis les désigner tous ici, leur nombre s'élevant à près de 300; je leur témoigne donc collectivement ma reconnaissance, parce que, si j'ai fait quelque chose d'utile à l'art des accouchements, c'est à l'occasion d'observer, que les uns et les autres m'ont fournie, que je le dois; comment, en effet, aurais-je pu, si j'avais été réduit à ma seule pratique, faire tant de fois les opérations les plus graves, telles que la symphyséotomie une fois, l'opération césarienne quatre fois; la céphalotripsie dix-sept fois, et une fois l'incision de la trompe, dans la grossesse extra-utérine! je ne puis donc leur dire à quel point ils me feront plaisir, en me rendant encore témoin d'accouchements compliqués *d'accidents*, et surtout du *vice de conformation du bassin, qui nécessiterait l'opération cé-*

sarienne ; seulement, je voudrais être appelé toujours, avant qu'aucune manœuvre n'eût été faite, afin de pouvoir choisir l'opération qui conviendrait le mieux.

NOTA. Je remettrai 20 fr. à toute sage-femme qui me procurera un cas *d'opération césarienne,* pour la dédommager de la perte qu'elle fera des honoraires que l'accouchement lui aurait procurés.

AVERTISSEMENT.

Ma première pensée a été de substituer, dans l'o-
pération césarienne, l'incision *latérale* du vagin à
l'incision de l'utérus ; à la première opération de
ce genre que j'ai tentée, une hémorrhagie mortelle
ayant eu lieu, l'idée me vint, mais plus tard, de
lier l'*artère iliaque interne :* j'ai fait cette ligature
dans la seconde opération ; et si j'ai rapproché de
ces observations l'exemple d'une rupture *latérale*
du vagin, c'est uniquement dans le but de prouver
que la rupture ou l'incision *latérale* de ce conduit
est nécessairement suivie d'une hémorrhagie mortelle ; d'autre part, j'ai cité l'exemple d'une rupture
postérieure du vagin *sans hémorrhagie*, parce que
j'ai fait ressortir de son examen les deux derniers
procédés opératoires que je conseille.

La gradation que j'ai suivie dans le perfectionnement de l'élytrotomie a été lente, mais la marche
de l'esprit humain n'est-elle pas lente elle-même !
et d'ailleurs, combien d'obstacles n'ai-je pas ren-

contrés dans mes travaux ! Toutefois la pensée d'inciser le vagin, dans l'opération césarienne, est bonne en elle-même; mais elle aurait sans doute été rejetée pour long-temps du domaine de l'art, si la nature ne m'avait doué de persévérance dans le travail de la réflexion : *voir peu de faits, mais les méditer beaucoup;* tel est mon genre de travail, qui a produit la céphalotripsie, et la compression de l'aorte abdominale, et plusieurs autres principes que je ferai connaître, quand il en sera temps.

DE L'ÉLYTROTOMIE,

ou

SECTION DU VAGIN.

L'opération césarienne ordinaire (hystérotomie) étant fort grave, j'avais pensé, dès 1823 , qu'il ne serait pas impossible d'extraire l'enfant *vivant* et de conserver la vie *à la mère*, dans le cas même de la plus mauvaise conformation du bassin, en ouvrant le *vagin* sur l'un des côtés du détroit supérieur, après avoir incisé l'une des régions iliaques et décollé le péritoine ; maintenant j'ai pratiqué l'opération césarienne ordinaire sur trois femmes, et, de plus, l'élytrotomie sur l'une d'elles. Je viens de pratiquer de nouveau cette opération, et, quoiqu'elle n'ait réussi ni dans l'un ni dans l'autre cas, je suis convaincu, plus que jamais, que l'élytrotomie est préférable à l'hystérotomie, aussi je la recommande à l'attention des gens de l'art. J'ignorais, du reste, qu'elle eût été proposée et publiée en 1820, par M. Rietgen, professeur à Giessen, en Allemagne, lorsque j'en conçus l'idée de mon côté; je n'ai appris cette nouvelle qu'en 1826, par M. le docteur Wessely, médecin prussien, et ce n'est que tout récemment qu'un médecin allemand, établi à Paris, M. Otterburg, a eu la bonté de me traduire l'article *Opération Césarienne* contenu dans l'ouvrage de M. Rietgen. La différence des langues explique d'ailleurs ces rencontres scientifiques, qui sont dirigées vers le même but sans que la critique soit autorisée à recourir à une accusation de plagiat. Toutefois j'ai eu le courage de faire cette opération deux fois, je l'ai méditée plusieurs années, et je crois l'avoir portée maintenant à un certain degré de perfection. J'ai voulu, en un mot, faire rejeter l'hystérotomie, parce que je l'ai pratiquée sans succès, que je ne comprends même pas comment elle a pu en avoir; qu'en outre je l'ai faite quatorze ou quinze fois sur des animaux (cabiais, lapines, chienne et chatte) sans entrevoir un commencement de guérison, si ce n'est sur une chatte qui a survécu six semaines pour périr des suites de l'opération même : d'autre part, la rupture de l'utérus a toujours été, toutes les fois que je l'ai vue, suivie de la mort en quelques heures, et la déchirure ou l'incision des nerfs de l'utérus me rend parfaitement compte de ce résultat, tandis que la déchirure du vagin me paraît moins grave. Telles sont les considérations qui m'ont déterminé à chercher une méthode moins dangereuse que l'hystérotomie.

J'ai imaginé, pour exécuter cette méthode, trois procédés différents : j'appelle le premier, section *latérale* et *sous-péritonéale* du vagin ; et les deux autres, sections *postérieure* et *péritonéale* du vagin. Dans la première des deux opérations dont je vais rapporter l'histoire, je n'avais pas encore pensé à lier ou à comprimer l'artère iliaque *interne ;* de sorte que la femme fut prise, pendant l'opération même, d'une *hémorrhagie* qui la fit succomber quelques heures après. Depuis lors, les réflexions que j'ai faites sur la cause de cet accident, m'ont conduit à l'idée de *lier l'artère iliaque interne.*

PREMIER PROCÉDÉ.

La femme étant couchée sur le dos, la vessie vidée au moyen de la sonde, et le rectum par un lavement, on choisit le côté du bassin qui est le plus large : d'une main on tend la peau qui doit être incisée, et de l'autre on tient un bistouri convexe sur son tranchant, avec lequel on fait l'incision, qui doit commencer à 20 lignes en dehors de l'épine pubienne, et s'étendre un peu au-dessus de l'épine iliaque antérieure et supérieure. L'angle inférieur de cette incision laisse en dedans le cordon sus-pubien. Quand on a divisé les couches musculaires, la face externe du péritoine se voit alors à découvert : on détache peu à peu cette membrane du muscle iliaque, auquel elle n'est unie que par un tissu cellulaire lâche; on parvient jusqu'aux vaisseaux iliaques, qui sont appliqués sur le côté interne du psoas; dès que l'on a senti l'artère et la veine iliaques internes, avec une sonde de femme, dans les yeux de laquelle on a passé un fil plat, on isole l'artère de la veine et on l'embrasse; la ligature étant serrée, on enfonce la pointe du bistouri dans la paroi latérale du vagin, en ayant le soin de la faire pénétrer au-dessous de l'uretère, qui se trouve à 1 centimètre et demi au-dessous du col utérin ; ou bien l'on se sert d'une sonde à dard pour traverser le vagin, et alors on l'introduit dans ce conduit avec la main gauche, pendant que deux doigts de la main droite coiffent le bout de la sonde ; dans ce dernier cas on confie, à un aide le soin de faire sortir le dard, comme dans la cystotomie sus-pubienne, puis on agrandit avec un bistouri boutonné, et de haut en bas, la piqûre faite au vagin ; on fait ensuite l'extraction du fœtus par la version. L'enfant extrait, il ne faut pas couper immédiatement le cordon ombilical; mais attendre, comme je le fais toujours, avant de le couper, que l'enfant ait respiré complétement. Quant à la délivrance, on l'opère par les parties génitales, après avoir fait rentrer le cordon ombilical dans le vagin. On fait ensuite sortir par le vagin les deux chefs de la ligature placée sur l'artère iliaque *interne,* on rapproche exactement les lèvres de la plaie extérieure, à l'aide de trois ou quatre points de suture, *qui ne comprennent pas le péritoine,* mais seulement l'épaisseur de la peau ; enfin on panse la plaie, et l'accouchée est remise dans son lit. Il ne faudra pas à l'avenir oublier de lui couvrir le ventre de glace, pendant plusieurs jours, pour prévenir le développement d'une péritonite.

PREMIÈRE OBSERVATION.

Bassin très-irrégulier et de deux pouces et demi, élytrotomie, ou section latérale et sous-péritonéale du vagin, suivie d'*hémorrhagie;* hystérotomie, extraction de l'enfant mort récemment ; mort de la mère quelques heures après.

Marie Doyen, âgée de 36 ans, était arrivée à la fin de sa première grossesse, sa taille était d'un mètre ; elle portait tous les caractères du rachitisme, elle n'avait marché qu'à onze ans, et à l'aide d'une béquille. Dans sa grossesse, elle ne pouvait marcher qu'avec deux béquilles. Le détroit supérieur du bassin très-irrégulier, plus large à droite qu'à gauche, avait deux pouces et demi dans son diamètre sacro-pubien. Au moment du travail, où je la vis, le col utérin était ouvert de quatre centimètres, les membranes avaient été rompues naturellement, l'eau s'était écoulée en abondance ; je procédai à l'opération de la manière suivante :

Je fis à la peau de la région iliaque gauche une incision qui commença à 20 lignes de l'épine pubienne et s'étendit jusqu'à deux centimètres au-devant et un peu au-dessus de l'épine antérieure et supérieure de l'os coxal ; puis j'incisai, couche par couche, le grand oblique, le petit oblique, et l'aponévrose du transverse. Dans cette incision, un nombre infini de petites artères donna du sang ; la ligature en fut faite aussitôt. Je fis à l'angle inférieur de cette plaie une petite ouverture au fascia transversalis, par laquelle j'introduisis un bistouri boutonné qui me servit à couper ce fascia de bas en haut. Portant ensuite le doigt indicateur gauche entre le péritoine et le muscle iliaque, je décollai cette membrane, dans toute l'étendue de ce muscle, jusqu'au vagin ; l'artère et la veine iliaques internes étant mises à découvert, je portai la pointe du bistouri sur la paroi externe du vagin, à *un centimètre et demi* au-dessous *de l'uretère,* c'est-à-dire à *vingt-sept millimètres* environ au-dessous du col utérin. La simple piqûre du vagin causa un écoulement de sang tel, qu'à l'instant même la fosse iliaque en fut remplie, je l'épongeai aussitôt ; il remplit encore deux fois la fosse iliaque. Cette quantité de sang, qui était peu considérable, l'était cependant assez pour affaiblir cette femme, aussi vîmes-nous la pâleur naturelle de Marie Doyen augmenter, et ses yeux rouler dans leurs orbites. Le praticien qui m'aidait s'empressa de tamponner l'extérieur du vagin et la fosse iliaque avec des éponges, et je pratiquai de suite l'hystérotomie, au moyen de laquelle je fis l'extraction d'un fœtus qui était mort tout récemment. Je fis de suite l'extraction du délivre par la plaie faite à l'utérus, et réunis les deux lèvres de la paroi antérieure du ventre par six points de suture ; les plaies furent pansées simplement : un bandage de corps fut placé autour du ventre, et l'accouchée fut remise dans son lit.

Je viens de dire que l'écoulement du sang avait eu lieu par les veines du vagin, qu'il avait obligé de suspendre l'élytrotomie et d'avoir recours à l'hystérotomie : je dois ajouter que nous nous sommes trop effrayés de cet écoulement de sang ; pour l'arrêter de suite, il aurait fallu penser, dans l'instant même, à faire exercer une compression avec le bout du doigt sur l'artère iliaque *primitive.* Cette compression aurait suspendu l'hémorrhagie, et aurait permis de continuer l'opération. Toutefois, Marie

Doyen perdit encore du sang pendant l'incision de l'utérus ; et quand elle fut remise dans son lit elle continua d'en perdre encore, mais lentement, par les lèvres de la plaie de l'utérus, et par les veines du vagin ; le sang coulait en bavant par les ouvertures faites au ventre, et suivait son contour pour se répandre dans les matelas ; en un mot, elle succomba à l'hémorrhagie.

A l'ouverture de son corps, les organes étaient dans l'état d'anémie, où ils se trouvent toujours quand la mort est la suite d'une grande perte de sang.

SECONDE OBSERVATION.

Bassin de dix centimètres, *éclampsie,* section latérale et sous-péritonéale du vagin, piqûre de l'artère iliaque externe avec l'aiguille de Deschamp, ligature de l'artère iliaque *primitive,* version, enfant mort : péritonite légère, tympanite, et mort de la femme 74 heures après.

Cette observation prouve, incontestablement, que l'élytrotomie est très-praticable et qu'elle est destinée à prendre rang parmi les bonnes opérations. Elle ressemble beaucoup à la cystotomie sus-pubienne, et surtout à la ligature de l'artère iliaque externe, qui, toutes deux, ont été faites souvent avec succès ; elle aurait très-probablement réussi cette fois, si je ne m'étais pas servi, pour saisir l'artère iliaque *interne,* du plus mauvais de tous les instruments de chirurgie, de l'aiguille de Deschamp.

Voici le fait tel qu'il s'est passé en présence des docteurs Duhamel, et Triger, et de madame Étienne, sage-femme, chez laquelle se trouvait la patiente. Je dois dire, avant tout, que je dois cette opération à l'amitié de M. le docteur Duhamel, qui est venu me l'offrir sur le refus de M. P. Dubois ; ce dernier ayant allégué qu'il ne voulait faire l'opération césarienne qu'à l'hôpital : or, comme, moi, je n'ai pas de service d'accouchement, j'accepte avec grand plaisir les opérations qu'on me propose, et la responsabililé que j'assume alors sur moi. J'ai donc, en remplacement de M. P. Dubois, fait l'opération de la manière suivante :

La femme étant placée, comme il a été dit, sur une table garnie d'un matelas et de draps, je choisis, comme dans le premier cas, la région iliaque gauche ; l'incision de la peau et des muscles ne présenta rien de remarquable, si ce n'est la nécessité de faire une trentaine de ligatures ; le décollement du péritoine fut très-facile ; après avoir séparé, avec le bout d'une sonde de femme, l'artère iliaque interne de la veine qui l'accompagne, je passai sous cette artère l'aiguille de Deschamp, dans l'ouverture de laquelle j'avais introduit un fil plat, et, au moment où je lui faisais contourner l'artère, le sac péritonéal glissa entre les mains de la personne qui m'aidait, de sorte que je cessai de voir, pendant un instant, la pointe de cet instrument, qui rencontra l'artère iliaque externe, et la piqua quoiqu'elle fût assez émoussée ; un petit jet de sang continu eut lieu aussitôt, il fallut lier l'artère iliaque *primitive*. Après avoir passé la main gauche dans le vagin, et avoir fait saillir, sur le bout de mes doigts, la partie du vagin qu'il fallait piquer, je la traversai, de dehors en dedans, avec un bistouri droit et pointu ; j'agrandis ensuite, avec un bistouri boutonné, l'incision de haut en bas pour éviter de blesser l'uretère ; puis, avec la même main, passée à travers la plaie vaginale, j'allai saisir dans l'utérus les pieds du fœtus, dont la tête se présentait au détroit supérieur, et le retournai avec la plus grande facilité : l'enfant était mort, la mère venant d'avoir un accès d'éclampsie avec perte de connaissance, avant que je pratiquasse l'opération. Quant à la délivrance, je la fis par les voies ordinaires, après avoir fait rentrer le cordon à travers la plaie vaginale.

Les lèvres de la plaie extérieure ayant été rapprochées par des bandelettes agglutinatives, et couvertes de charpie, je remis l'opérée dans son lit ; elle se trouvait alors si bien, qu'elle voulait se lever et prendre des aliments ; elle se plaignit, pendant vingt-quatre heures environ , d'un *engourdissement* dans la jambe gauche, puis cet engourdissement cessa complétement, et la chaleur se rétablit dans ce membre, à tel point qu'elle y devint plus forte que dans la jambe droite, de sorte que le troisième jour après l'opération on pouvait considérer la femme D..... comme guérie de la ligature de l'artère iliaque primitive ; seulement, cet accident m'empêcha de combattre avec autant d'énergie que je l'aurais fait les symptômes inflammatoires qui se manifestèrent du côté du ventre. Le lendemain , tension du ventre, douleurs partielles, mauvais aspect, et odeur légèrement gangréneuse de la plaie ; écoulement naturel des lochies, fièvre , 20 sangsues sur les points douloureux du ventre, 12 gouttes de laudanum à boire dans un peu d'eau sucrée. Le deuxième jour, la tympanite commence à devenir considérable, vomissements, odeur de la plaie beaucoup plus prononcée, suppuration abondante, fièvre : saignée , et 15 sangsues sur le ventre. La totalité du sang retiré par la saignée et les applications de sangsues fut de 500 grammes. Malgré ce traitement assez actif pour une femme d'aussi petite stature, les symptômes inflammatoires augmentèrent, la tympanite devint excessive , quoique les douleurs de l'abdomen eussent cessé, et au commencement du quatrième jour la femme D..... vomit continuellement, ses extrémités se refroidirent, son visage devint bleu, en un mot elle s'asphyxia par suite de la distension du ventre, et périt 74 heures après l'opération.

Ouverture du corps.

Tension considérable des intestins ; rougeur très-légère de quelques points du péritoine, qui recouvre les intestins, avec épanchement de 80 à 100 grammes de *sérosité jaune*. Point d'obstacle dans le canal intestinal qui pût produire la tympanite. Nulle réunion de la plaie vaginale et de la plaie extérieure : tous les autres viscères étaient sains.

Quelle a été la cause de la mort ? Est-ce cette légère arborisation du péritoine ? Je ne le pense pas. Est-ce l'opium qui a été donné pour calmer les douleurs abdominales, et qui aurait produit la paralysie des intestins, leur distension démesurée et la mort par asphyxie ? Je le pense. Du reste, comme, à l'avenir, je me garderai bien, d'une part, de me servir de l'aiguille de Deschamp, et, de l'autre, de donner du laudanum, je n'aurai plus à lier l'artère iliaque primitive, et je pourrai prévenir le développement de la péritonite en couvrant de glace l'abdomen aussitôt après l'opération.

Toutefois, le résultat de cette opération met hors de doute la possibilité d'extraire *vivant* l'enfant par une incision faite au vagin dans le cas de la plus mauvaise conformation du bassin ; c'est un fait qui, désormais, est acquis à la science.

Relativement à l'enfant que j'ai extrait mort, je dois ajouter que j'ai trop tardé à faire l'élytrotomie. La femme D..... ayant commencé à souffrir le 5 mai 1843 à 10 heures du matin, j'aurais dû l'opérer le même jour au soir ; j'avais oublié qu'on a moins à craindre d'intéresser le péritoine quand on fait l'élytrotomie à la lumière artificielle qu'au grand jour, parce que, dans le premier cas, cette membrane paraît être d'un blanc *nacré*. J'aurai alors extrait l'enfant vivant, puisque l'éclampsie n'avait pas encore eu lieu.

Quant à l'opération elle-même, je crois qu'on pourrait en perfectionner le premier temps de la manière suivante : il faudrait d'abord inciser la peau et les muscles dans l'étendue d'un pouce en rasant le ligament de Fallope, décoller le péritoine en cet endroit pour mettre à nu les artères iliaque antérieure et sus-pubienne, et les lier successivement, puis avec le doigt indicateur gauche, passé entre le péritoine et les muscles de la paroi antérieure du ventre, et qui servirait de conducteur au bistouri courbe et boutonné tenu de la main droite, couper d'un seul trait toute l'épaisseur de ces muscles, de dedans en dehors

2

et de bas en haut ; l'opération serait alors considérablement abré-
gée , parce qu'on aurait moins de ligatures à faire.

RUPTURE LATÉRALE DU VAGIN ,

Suivie d'une *hémorrhagie* mortelle , nécessité de lier l'artère iliaque interne, ou d'intercepter , pendant quelques heures , le cours du sang
avec un compresseur dans l'une des artères iliaques internes.

Je n'avais pas encore pensé à lier ou à comprimer l'artère
iliaque interne, quand je fus appelé pour le cas suivant :

Le 13 juin 1839 , je fus demandé par l'un de mes confrères
pour l'aider à terminer un accouchement dans lequel le fœtus se
présentait par l'épaule droite en troisième position ; des tenta-
tives infructueuses pour pratiquer la version avaient été faites.
En essayant à mon tour de passer la main droite pour opérer la
version, je trouvai une *déchirure* au côté gauche du vagin ; ju-
geant que la version serait très-difficile à cause de la contraction
violente de l'utérus, qui ne contenait plus d'eau depuis plusieurs
heures , et que cet organe avait été irrité par des manœuvres
long-temps prolongées , je proposai de faire une saignée à cette
femme dans le but de diminuer la contraction de l'utérus; elle
lui fut faite aussitôt , puis j'opérai, avec difficulté cependant , la
version du fœtus : la délivrance fut naturelle.

Voici ce que mon confrère m'écrivait au sujet de cette femme,
qu'il visita deux fois dans la soirée.

« Étant retourné près de notre accouchée, je l'ai trouvée passa-
» blement bien ; seulement elle se plaignait à chaque expiration, et
» ne se trouvait à l'aise que sur l'un de ses côtés : le ventre n'était
» sensible que dans l'hypogastre, les lochies coulaient peu. Vers dix
» heures du soir (l'accouchement avait été terminé à sept heures),
» de l'anxiété, des vomissements, de l'étouffement, la précipita-
» tion du pouls , la pâleur du visage, des sueurs froides me firent

» présager un accident funeste, que je ne puis attribuer qu'à un
» épuisement nerveux. Je serais, du reste, fort aise de connaître
» votre avis sur ce fait, que j'ai déjà vu se représenter *quatre*
» fois dans la pratique, et la première pour mon compte, sans
» qu'il soit possible de le rattacher à une perte interne; je serais
» plus porté à l'attribuer à un épuisement nerveux, ou à l'intro-
» duction de l'air dans les veines de l'utérus, en raison de la na-
» ture des symptômes et de leur rapidité funeste. Si j'avais le
» temps, j'irais m'entretenir avec vous de ce cas, qui est le plus
» propre à affecter et impressionner le praticien. Si vous avez le
» temps de m'écrire un mot, dites-moi quelle est votre façon de
» voir, quels sont les auteurs qu'on peut consulter sur ce point,
» et quelle est la médication à mettre en usage... »

Je répondis que cette femme était morte d'une hémorrhagie
qui avait été produite par une *rupture du vagin*. Nous ou-
vrîmes le cadavre et nous trouvâmes un épanchement considérable de sang dans la cavité péritonéale, puis une rupture vaginale qui s'étendait du côté gauche de la vessie à la symphyse sa-
cro-iliaque du même côté, et par conséquent une déchirure du
péritoine. La cause de l'hémorrhagie avait été la déchirure de
l'artère vaginale et des veines qui forment un réseau inextricable
à la partie supérieure et inférieure des parties latérales du vagin ;
donc la faiblesse de cette femme, dans ses derniers moments,
avait eu pour cause la perte de sang intérieure, et aussi la saignée qu'il avait fallu lui pratiquer. Combien je regrette de n'a-
voir pas eu plus tôt l'idée de lier l'artère iliaque interne ! Voici,
dans ce cas, ce qu'il y aurait eu à faire : 1° ne pas saigner, parce
que la saignée a eu pour effet de hâter la faiblesse, et par conséquent la mort ; 2° inciser la région iliaque gauche, décoller le
péritoine de la fosse iliaque, et nettoyer la cavité péritonéale du
sang qu'elle contenait, puis lier l'artère iliaque interne. Alors,
maître de l'hémorrhagie, j'aurais extrait le fœtus par la déchirure
du vagin, au lieu d'en faire la version ; et si je n'avais pu faire la

version du fœtus, j'aurais alors pratiqué une saignée. En me conduisant de la sorte, j'aurais, sinon conservé, du moins prolongé la vie à cette femme. Puis il aurait fallu couvrir le ventre de glace aussitôt après, pour prévenir le développement d'une péritonite.

J'ai vu deux fois à l'Hôtel-Dieu, du temps de Dupuytren, la rupture du vagin ; elle avait été causée par l'application du forceps. A l'ouverture du cadavre il y avait un épanchement considérable de sang dans la cavité péritonéale, une large rupture du vagin et du péritoine du côté droit chez l'une de ces femmes, et du côté gauche chez l'autre ; les femmes avaient succombé à l'*hémorrhagie*, quelques heures après l'accouchement. On conçoit tout l'avantage qu'on retirerait de la compression de l'aorte abdominale, si on l'employait, en attendant qu'on procédât à la ligature, ou à la torsion de l'artère iliaque interne.

AUTRE PROCÉDÉ. — On pourrait encore, après avoir incisé la peau et les muscles de la paroi antérieure du ventre, inciser le péritoine dans la même étendue, puis aller directement au milieu des caillots de sang, que l'on épongerait, chercher le bout de l'artère déchirée, le découvrir et le lier.

SECTION POSTÉRIEURE DU VAGIN.

DEUXIÈME ET TROISIÈME PROCÉDÉS.

Ces procédés qui seraient plus expéditifs que le premier, sont fondés sur les réflexions que j'ai faites au sujet d'une rupture postérieure du vagin, pour laquelle j'ai été appelé, et dont voici le précis :

Rupture *postérieure* du vagin, produite par le *seigle ergoté;* *point d'hémorrhagie;* passage du fœtus et du délivre dans la cavité abdominale; version; enfant de 4 kilos, et mort; femme morte cinquante-deux heures après.

Au mois d'avril 1842, je fus appelé par l'un de mes confrères pour l'aider à terminer un accouchement: la patiente avait eu déjà plusieurs enfants, mais petits : elle ne présentait aucun signe de ratichisme, quoiqu'elle fût assez petite; le travail avait commencé la veille dans la journée ; la rupture des membranes avait eu lieu à cinq heures du soir, la tête était au détroit supérieur, non engagée dans ce détroit, depuis plusieurs heures, lorsque son accoucheur administra un premier gramme de seigle ergoté qui ne produisit aucun effet; un second gramme fut donné un quart d'heure après, et fut suivi de contractions utérines qui se succédèrent très-promptement, puis cessèrent tout à coup, l'abdomen changea de forme, et la grosseur de l'utérus diminua à vue d'œil, tandis que le côté gauche de l'abdomen augmenta de volume d'une manière frappante. Ce changement dans la forme et le volume de l'abdomen alarma les assistants; on demanda un consultant, je fus désigné. Introduit auprès de la femme, je reconnus que l'utérus, qui occupait le côté droit, était tellement contracté qu'il devait être vide, que le côté gauche de l'abdomen était très-gros et sensible au point que je ne dus pas presser sur lui pour sentir le produit de la conception, qui du reste était derrière les intestins; enfin je reconnus que la tête était au-dessus du détroit supérieur : je proposai, pour extraire le fœtus, d'appliquer le forceps, et de tirer sur cet instrument pendant dix minutes seulement; cette proposition fut acceptée et exécutée sans résultat, alors je fis la version. En suivant avec la main gauche le côté du fœtus qui était en arrière, je sentis parfaitement les intestins grêles qui tombaient entre mes doigts; à part cette circonstance, je fis la version avec une très-grande facilité, puis avec la même main je suivis le cordon ombilical

jusqu'au placenta , qui se trouvait également dans la cavité abdominale ; je reconnus alors très-positivement que le vagin était
rompu largement à son union avec l'utérus , et au-devant de la
saillie sacro-vertébrale, et que l'obstacle à l'entrée de la tête dans
le bassin était un rétrécissement léger du diamètre sacro-
pubien.

Des symptômes de péritonite se manifestèrent, je les combat-
tis par un traitement antiphlogistique actif ; quatre saignées, de
500 grammes chacune , furent faites en 48 heures : cependant
des vomissements eurent lieu vers la fin du deuxième jour ; c'est
alors que je crus devoir, pour diminuer la tension, le ballonne-
ment et la sensibilité de l'abdomen, prescrire un bain. J'ignorais alors que quand une femme prend un bain *l'eau entre toujours dans les organes de la génération.* Toutefois on
m'assura qu'à sa sortie du bain , cette femme avait le ventre
beaucoup plus volumineux qu'auparavant , et deux heures après
elle mourut.

A l'ouverture du cadavre, je trouvai dans la cavité abdominale : 1° une grande quantité d'eau légèrement sanguinolente ;
cette eau provenait-elle de l'eau du bain, ou d'un épanchement
qui se serait formé dans cette cavité, par suite d'inflammation,
ou de ces deux causes à la fois ? cette dernière hypothèse est la
plus probable : 2° la rupture du vagin déjà *presque cicatrisée,*
et laissant à peine passer trois doigts : 3° le péritoine légèrement
rouge , couleur qui lui avait probablement été communiquée
par l'épanchement de sang qui avait accompagné et suivi la
rupture du vagin ; enfin, je remarquai que le diamètre sacro-
pubien n'avait pas plus de trois pouces, ou trois pouces et un
quart.

J'aurais, du reste, très-probablement prévenu tout épanchement ou toute entrée de sérosité dans la cavité abdominale, si
j'avais couvert le ventre de glace, aussitôt après l'extraction du
fœtus et du délivre, et si je n'avais pas prescrit un bain. Il pa-

raît que le professeur Désormeaux ignorait aussi que l'eau entre dans le vagin, quand une femme prend un bain, car il conseille le bain à la suite de l'opération césarienne (*Nouveau Dictionnaire de Médecine*, t. 4, p. 543) ; dans ce cas l'eau entrerait dans la cavité abdominale par le vagin et par la plaie. En résumé, la publicité que je donne à cette observation sera utile à l'humanité, parce qu'elle rendra les praticiens plus circonspects à l'avenir sur l'emploi du seigle ergoté ; je les invite même à faire comme moi, c'est-à-dire à proscrire ce médicament, car il a pour effet d'exposer la vie des femmes, et de faire périr beaucoup d'enfants.

SECOND PROCÉDÉ.

On diviserait la ligne blanche comme dans l'hystérotomie ordinaire, l'utérus ferait saillie hors de la cavité abdominale, puisqu'il tend à en sortir quand il n'est plus soutenu par la paroi antérieure de l'abdomen, on l'attirerait même avec les mains s'il était nécessaire, et l'on inciserait le mésorectum, et la *paroi postérieure du vagin,* dans son milieu et de bas en haut. Dans l'un des cas où j'ai pratiqué l'hystérotomie, j'ai incisé de bas en haut la paroi *postérieure* de l'utérus, croyant inciser de haut en bas la paroi antérieure de cet organe, tant son obliquité était prononcée, c'est seulement à l'ouverture du cadavre que j'ai reconnu l'erreur que j'avais commise ; l'on conçoit combien il m'aurait été facile, dans ce cas, d'inciser le vagin. L'art imiterait donc ici le mécanisme de la rupture du vagin dont je viens de citer un exemple ; un aide pourrait placer un doigt indicateur, directement sur l'aorte abdominale pendant l'incision du vagin, afin qu'elle eût lieu sans écoulement de sang. Après l'extraction du fœtus, on rapprocherait les lèvres de la plaie extérieure avec l'instrument que j'ai fait confectionner dans ce but, ou avec deux pinces à pansement que l'on garnirait de compresses et dont on réunirait les anneaux par un ruban pour éviter la suture ou la gastroraphie.

TROISIÈME PROCÉDÉ.

On ferait entre les épines antérieures et supérieures des os coxaux une incision transversale assez large pour laisser passer le fond de l'utérus, que l'on attirerait hors de l'abdomen. Dans cette incision, les artères sus-pubiennes seraient comprises et liées : on inciserait ensuite le mésorectum, et la *paroi postérieure du vagin,* comme il a été dit, dans son milieu et de bas en haut. Ce procédé aurait deux avantages, de permettre d'abord de comprimer l'aorte à travers la paroi antérieure du ventre, pendant et après l'opération, et ensuite de rendre inutile la suture ou le rapprochement, par un moyen quelconque, des lèvres de la plaie extérieure, puisque la seule inclinaison, en avant, du corps de la femme les réunirait suffisamment. Dans ces deux procédés, on ferait la délivrance par les voies ordinaires, et l'on couvrirait le ventre de glace aussitôt après.

PARALLÈLE DES TROIS PROCÉDÉS.

Dans la pratique de toute opération chirurgicale il y a à prévenir deux accidents, l'hémorrhagie et l'inflammation. Or, voyons quel est celui des trois procédés qui présente le moins ces dangers.

La section *latérale* et *sous-péritonéale* du vagin est un procédé opératoire qui demande, d'abord, environ une heure pour être exécuté, tandis que l'hystérotomie se fait en un quart d'heure ; il est vrai que si on liait d'abord les artères sus-pubienne et iliaque antérieure, comme je viens de le proposer, le reste de l'incision des couches musculaires de l'abdomen se faisant sans ligatures serait très-prompt , car presque toute la longueur de l'opération est causée par l'incision de la peau et des muscles : du reste, point d'hémorrhagie à redouter, puisque l'artère iliaque interne serait liée ; mais le décollement du péritoine ne produirait-il pas deux accidents, la péritonite et des abcès dans la fosse iliaque, et peut-être même l'inflammation du muscle iliaque ?

La section *postérieure* et *péritonéale* du vagin aurait-elle autant d'inconvénients ? En faisant l'incision à la ligne blanche , il n'y aura point d'hémorrhagie dans ce premier temps ; compression de l'aorte abdominale pendant l'incision du vagin, donc point d'hémorrhagie : mais, l'incision du vagin étant faite, comment arrêterait-on l'hémorrhagie si elle avait lieu ? Car l'absence d'hémorrhagie que l'on a remarquée, dans le cas de rupture postérieure du vagin que j'ai cité , n'était-elle pas due , en partie du moins , à l'administration du seigle ergoté. Et dans toute opération césarienne il faut éviter, surtout , l'administration de ce médicament, qui produit des douleurs que l'on pourrait confondre avec celles de la péritonite. Pour arrêter l'hémorrhagie , on n'aurait plus que la ressource de comprimer, pendant six ou huit heures, l'une des artères, ou les deux artères iliaques internes à la fois, avec un compresseur.

Le troisième procédé me paraît , jusqu'à présent, devoir mériter la préférence sur les deux autres , parce que, si son premier temps est un peu long à exécuter, on liera , du moins, facilement les artères qui donneront du sang ; l'hémorrhagie ne sera point à craindre dans son second temps , puisqu'on pourra comprimer l'aorte pendant et après son exécution : enfin, il dispensera de la suture des lèvres de la plaie. Quant à la péritonite, les trois procédés peuvent également la produire.

J'ajouterai que Chaussier avait beaucoup approuvé la section latérale et sous-péritonéale du vagin, que j'ai pratiquée sous ses yeux , mais seulement sur le cadavre ; et qu'Antoine Dubois prétendait que, si on avait obtenu des succès de la gastrotomie , c'est que le fœtus avait été expulsé dans la cavité abdominale à la suite d'une rupture du vagin, et non d'une rupture de l'utérus; ce qui prouve que ce chirurgien regardait la rupture du vagin comme moins grave que celle de l'utérus. En un mot, je crois que l'opération césarienne est voisine d'un perfectionnement notable, et qu'à l'avenir elle comptera beaucoup plus de succès qu'elle n'en a eu jusqu'à présent.

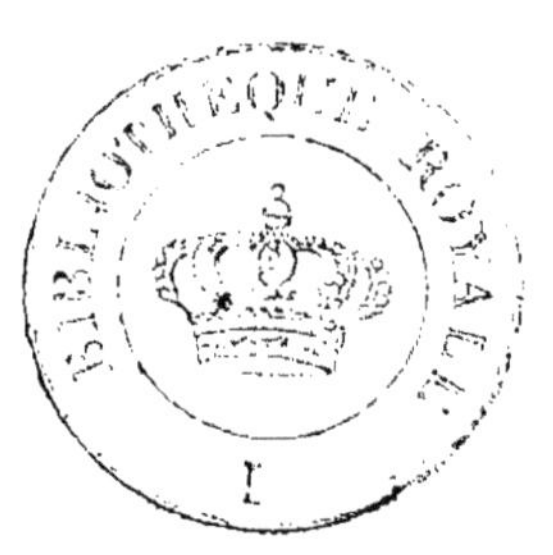

9 782014 068573